AF332706

CONSIDÉRATIONS GÉNÉRALES

SUR LE ROLE DU TEMPORAL

DANS LA CONSTITUTION DU

CRANE DES VERTÉBRÉS

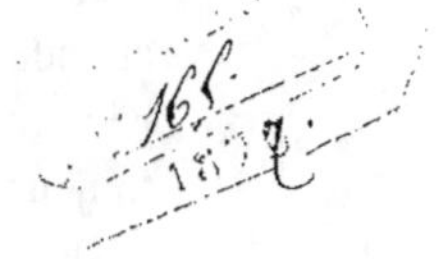

Par le Dr **FRIANT**

PRÉPARATEUR A LA FACULTÉ DES SCIENCES DE NANCY.

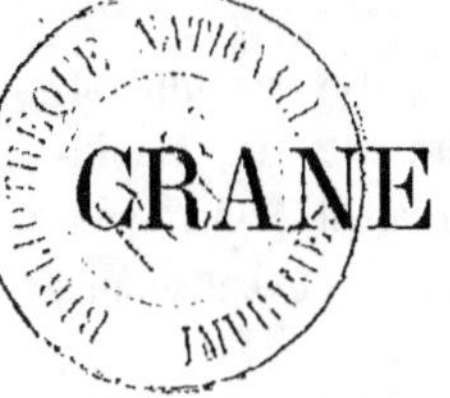

Le temporal de l'Homme adulte est un os unique, contribuant d'une part à constituer les parois de la cavité encéphalique, et d'autre part recélant dans son intérieur l'organe de l'audition.

Dans le fœtus, il est formé de quatre parties distinctes : l'écaille ou squameux, le tympanique, le mastoïdien et le rocher.

Dans toute la série des Vertébrés on retrouve le temporal avec ces quatre pièces constitutives plus ou moins soudées et offrant entre elles tous les degrés d'indépendance ou de fusion ; il constitue un système de pièces soudées entre elles chez les Mammifères, distinctes et plus ou moins mobiles chez les Oiseaux, les Reptiles et les Poissons. Mais, dans ce système temporal, il est des parties fondamentales, essentielles, qui ne peuvent subir de déplacement, attendu qu'elles ne sauraient être suppléées par d'autres dans les fonctions sensoriales qui leur sont dévolues, tandis que les fonctions uniquement pariétales et articulaires des autres, par conséquent plus secondaires, permettent leur déplacement, lequel a pour effet de les faire sortir de la cavité crânienne pour devenir des appendices, des leviers, insérés sur ses parois.

Ce fait établi, examinons quelles sont les pièces temporales qui pourront être rejetées du crâne, et quelles sont celles qui n'en sortiront jamais : le rocher seul est destiné à toujours faire partie de la boîte crânienne.

Les trois autres portions sont susceptibles de déplacement, attendu qu'elles sont uniquement des points d'insertions musculaires, tandis que le rocher recélant un sens, l'oreille interne, doit toujours être rapproché de l'encéphale.

Or, les muscles qui s'insèrent à ces trois membres du temporal, étant des moteurs de la mâchoire, laquelle présente des modifications profondes dans les diverses classes, il fallait évidemment que les os qui leur servent de points d'appui se trouvent soumis aussi à cette mutabilité.

Jetons un coup d'œil sommaire sur la manière dont les différentes pièces constitutives du temporal se séparent et sortent des parois du crâne dans les diverses classes des Vertébrés.

1° *Temporal écailleux ou squameux.* — Chez l'Homme et les Mammifères, cet os concourt à la formation de la cavité crânienne, mais son mode d'articulation avec le pariétal, sur lequel il s'applique, qu'il recouvre par son bord taillé en biseau et avec lequel, par conséquent, il n'est pas uni d'une manière fixe comme le sont entre eux les autres os du crâne, c'est-à-dire par engrenage ou par juxtaposition, n'indique-t-il déjà pas sa tendance à glisser sur ses parois et à en sortir.

Chez aucun Mammifère, le squameux n'a la même étendue que chez l'Homme ; son rôle comme parois diminue progressivement jusqu'à ne concourir que pour une faible part à la formation du crâne.

Dans les Oiseaux, les os qui constituent la boîte protectrice de l'encéphale se soudent de fort bonne heure sans qu'il reste trace de suture ; le squameux n'est pas un os distinct et fait partie des parois crâniennes. Il est situé au côté externe des pariétaux et au-devant des occipitaux latéraux, fournissant la cavité articulaire destinée à recevoir le tympanique. Mais chez tous les Reptiles, le squameux est exclu des parois crâniennes et devient un os isolé, un véritable appendice fixé sur ses parois latérales.

Le squameux des Tortues est très-mince, étalé en feuillet et situé entre le tympanique et le jugal, avec lequel il concourt à former l'arcade zygomatique.

Dans les Sauriens, cet os écailleux forme seul ou seulement en partie, en s'articulant avec le jugal, l'arcade zygomatique ou temporale.

Ainsi, chez le Varan, par exemple, il est situé sur la face latérale du crâne, articulé en avant avec le jugal, le frontal et le pariétal, en arrière avec le tympanique et le mastoïdien, et constitue seul l'arcade temporale.

Le squameux du Crocodile se présente sous l'aspect d'une lame enclavée entre le tympanique et le jugal et ne concourant plus à circonscrire le crâne.

La tête du Caméléon est surmontée d'une coiffe triangulaire dont la branche médiane est formée par le pariétal, et les deux branches latérales par les deux squameux qui ici constituent deux arcs dirigés en arrière et en haut et se rejoignant à une grande distance en arrière du crâne.

Dans les Ophidiens, le squameux devient un os large et plat, situé au-dessus du rocher et dirigé en arrière; son extrémité postérieure s'articule avec le tympanique. Il est mobile sur les parois du crâne qui, en cet endroit, sont formées par le pariétal.

Chez les Poissons, l'extrême variation des pièces qui représentent le squameux et le mastoïdien et la détermination douteuse de ces os ne me permettent point de leur assigner un rôle fixe dans la constitution des parois du crâne, mais, en règle générale, ils concourent encore, quoique faiblement, à la formation de la cavité crânienne.

2° *Tympanique ou os carré*. — Le tympanique des Mammifères n'est distinct que chez le fœtus ; il se soude de bonne heure au rocher et fait toujours partie de la boîte crânienne.

Mais chez tous les Ovipares, il s'isole du crâne, prend de l'extension et devient un os particulier, l'os carré ou tympanique, qui est le suspenseur direct de la mâchoire inférieure.

Ainsi, le tympanique des Oiseaux s'insère supérieurement dans une fossette creusée dans le squameux, et inférieurement s'articule avec le jugal et la mâchoire inférieure.

Chez les Sauriens et chez les Ophidiens, on le retrouve analogue à ce qu'il est chez les Oiseaux, toujours isolé du crâne, auquel il est uni par diarthrose, et servant d'articulation mobile à la mâchoire inférieure.

Dans les Tortues et les Crocodiles, il est également placé en dehors du crâne, remplissant les mêmes fonctions articulaires ; mais seulement ici il est immobile, son union avec le crâne ayant lieu d'une manière fixe par suture.

Le tympanique des Poissons est également situé en dehors du crâne ; il s'articule avec la cavité glénoïde creusée dans le squameux ou le mastoïdien et forme l'articulation mobile de l'appareil maxillo-palatin sur le crâne.

3° *Mastoïdien.* — Chez les Mammifères, il n'est un os distinct que pendant l'époque embryonnaire, car il se soude de bonne heure avec le rocher, et par conséquent chez eux il appartient aux parois crâniennes.

Dans les Oiseaux, il est également uni d'une manière intime avec le rocher et appartient encore au crâne.

Le mastoïdien des Tortues ne fait plus partie du crâne ; il est situé sur les parties latérales de la tête, en arrière du tympanique qu'il recouvre supérieurement, et contribue à former postérieurement la voûte qui recouvre la fosse temporale.

Chez les Sauriens, il est également en dehors de la boîte crânienne et par conséquent distrait de ses fonctions pariétales.

Dans les Ophidiens, il manque, ou du moins il est fusionné avec le rocher et n'est point distinct.

4° *Rocher.* — Le caractère essentiel du rocher étant d'être l'enveloppe protectrice du labyrinthe auditif, on le trouve toujours parmi les os constituant les parois du crâne ; seulement, il apparaît plus ou moins à l'extérieur, soit à la face inférieure, soit à la face postérieure, mais jamais il ne sort des parois crâniennes comme les trois autres portions du temporal.

Il est la seule portion fixe, immuable du système temporal, destinée dans toute la série des Vertébrés à entrer dans la constitution de la cavité crânienne, puisqu'on suit les migrations des autres os et qu'on ne peut le rencontrer ayant subi de semblables déplacements.

CONCLUSION. — De ce qui précède, je crois pouvoir conclure que des quatre éléments du système temporal, un seul, le rocher, est la portion destinée à toujours entrer dans la constitution des parois crâniennes ; que les autres parties sont susceptibles d'un maximum ou d'un minimum de centralisation autour de lui ; qu'elles sont portées au plus haut degré de fusion chez l'Homme et les Mammifères, et par ce fait figurent encore toutes dans l'enveloppe protectrice de l'encéphale ; que chez tous les Ovipares le démembrement de l'appareil temporal se prononce de plus en plus et qu'il se fait toujours au profit de l'appareil masticateur.

Le nom de temporal n'est donc qu'un nom collectif s'appliquant à un ensemble de pièces ayant un caractère déterminé, des fonctions propres.

Nancy, imp. Berger-Levrault et Cie.